Amanda Carneiro da Cunha
Mariana Marquezan
Eduardo Franzotti Sant'Anna

Mini-implantes ortodônticos

Amanda Carneiro da Cunha
Mariana Marquezan
Eduardo Franzotti Sant'Anna

Mini-implantes ortodônticos

Desenho geométrico e impacto da microarquitectura óssea na estabilidade primária

ScienciaScripts

Imprint

Cover image: www.ingimage.com

This book is a translation from the original published under ISBN 978-3-659-86652-4.

Publisher:
Sciencia Scripts
is a trademark of
Dodo Books Indian Ocean Ltd. and OmniScriptum S.R.L publishing group

120 High Road, East Finchley, London, N2 9ED, United Kingdom
Str. Armeneasca 28/1, office 1, Chisinau MD-2012, Republic of Moldova, Europe
Managing Directors: Ieva Konstantinova, Victoria Ursu
info@omniscriptum.com

Printed at: see last page
ISBN: 978-620-8-56014-0

ÍNDICE DE CONTEÚDOS

AGRADECIMENTOS

Os autores agradecem aos Drs. Lincoln Issamu Nojima, Inaya Correa Barbosa Lima e Ricardo Tadeu Lopes, co-autores da tese que deu origem a este livro, bem como às Drs. Luciana Rougemont Squeff, Matilde da Cunha Gonçalves Nojima e Mônica Tirre de Souza Araújo, por participarem da banca examinadora e pelas valiosas contribuições à tese.

Gostaríamos também de agradecer às agências governamentais brasileiras, CAPES (Coordenação de Aperfeiçoamento de Pessoal de Nível Superior) e FAPERJ (Fundação de Amparo à Pesquisa do Estado do Rio de Janeiro / N: E-26/111.798/2012), pelo apoio financeiro para o desenvolvimento da dissertação de mestrado que serviu de base para este livro e artigos científicos.

LISTA DE ACRÓNIMOS E ABREVIATURAS

α	significance level
ANOVA	analysis of variance
BMD	bone mineral density
BV/TV	bone volume/trabecular volume
DEN	Dentaurum group
g/cm^3	gram per cubic centimeter
HA	hydroxyapatite
HU	Hounsfield unit
ICC	intraclass correlation coefficient
INP-1	INP-1 group
INP-2	INP-2 group
IT	insertion torque
Kgf	kilogram force
MI	mini-implant
Micro-CT	microcomputed tomography
ms	millisecond
n	number
Ncm	Newton centimeter
PS	pullout strength
PTV	Periotest value
RMO	Rocky Mountain Group
ROI	region of interest
SD	standard deviation
SEM	scanning electron microscope
Tb.N	trabecular number
Tb.Sp	trabecular separation
Tb.Th	trabecular thickness

Ti-6Al-4V	titanium, aluminum and vanadium alloy
TSF	thread shape factor
VOI	volume of interest
μ	linear attenuation coefficient
μA	microamp
μm	micrometer

CAPÍTULO 1

INTRODUÇÃO

Incentivado pelos preceitos da evolução, o aperfeiçoamento dos aparelhos ortodônticos caminha em direção ao avanço científico. Entretanto, é preciso reconhecer que estamos sempre diante dos mesmos princípios, que se materializaram em aparelhos distintos e que, comumente, diferem apenas em pequenos detalhes. Assim, apesar das muitas "inovações" que estão por vir, somente os profissionais que valorizam esses princípios serão capazes de reconhecê-los e testemunhar sua continuidade e universalidade (Angle, 1900).

A ancoragem é um princípio ortodôntico que se materializa na terceira lei de Newton, formalmente enunciada como: "para cada ação, há uma reação igual e oposta". Portanto, se a unidade de ancoragem utilizada não oferecer resistência adequada ao movimento proposto, inevitavelmente haverá falha no sistema, com movimentos dentários indesejados (Angle, 1900).

Em 1900, o Dr. Angle propôs que a ancoragem ideal seria representada por uma base imóvel, atualmente designada como ancoragem esquelética. Os parafusos de vitallium (Creekmore & Eklund, 1983), os implantes dentários (Roberts, Marshall, & Mozsary, 1990), os onplants (Block & Hoffman, 1995), os mini-implantes (Kanomi, 1997), as ligaduras zigomáticas (Melsen, Petersen, & Costa, 1998) e as miniplacas (Umemori, Sugawara, Mitani, Nagasaka, & Kawamura, 1999) representam diferentes sistemas de ancoragem esquelética referidos na literatura.

Dezenove anos após a primeira proposta (Kanomi, 1997), os mini-implantes ortodônticos continuam sendo um assunto bastante discutido na pesquisa científica. Isso se deve às suas notáveis conquistas no campo ortodôntico, destacando-se caraterísticas como: versatilidade (devido às suas dimensões reduzidas), simplicidade dos procedimentos de inserção e remoção com mínimo desconforto para o paciente, possibilidade de carga imediata e custos reduzidos (Chang et al., 2012; Lim, Eun, Cho, Lee, & Hwang, 2009; Papadopoulos & Tarawneh, 2007; Schnelle, Beck, Jaynes, &

Huja, 2004).

Evidências recentes indicam uma heterogeneidade substancial nas taxas de sucesso dos mini-implantes, variando de 80,3% a 96% (Iwai, Motoyoshi, Uchida, Matsuoka, & Shimizu, 2015; Son, Motoyoshi, Uchida, & Shimizu, 2014; Yoo et al., 2014). De facto, a maior motivação dos estudos atuais é melhorar o desempenho clínico e a previsibilidade deste dispositivo.

Várias associações têm sido propostas como possíveis causas de falhas de mini-implantes: idade do paciente (Motoyoshi, Matsuoka & Shimizu, 2007), ângulo do plano mandibular (Miyawaki et al., 2003), caraterísticas do local de inserção e tecidos moles circundantes (Kuroda, Sugawara, Deguchi, Kyung, & Takano-Yamamoto, 2007; Kuroda et al, 2007; Park, Jeong, & Kwon, 2006; Park, Lee, Jeong, & Kwon, 2008; Wiechmann, Meyer, & Büchter, 2007), inflamação dos tecidos peri-implantares (Miyawaki et al. 2003; Park, Jeong & Kwon, 2006), factores relacionados com o mini-implante (como o tipo e o tamanho) (Miyawaki et al. 2003; Wiechmann, Meyer, & Büchter, 2007), indicadores de estabilidade primária como o torque de inserção (Motoyoshi, Matsuoka, & Shimizu, 2007; Motoyoshi, Yoshida, Ono, & Shimizu, 2007; Okazaki et al, 2008), e níveis de força (Büchter et al, 2005; Wiechmann, Meyer, & Büchter, 2007).

A evidência de estudos que utilizaram a tomografia microcomputada indicou que, para além do osso cortical (Nkenke et al, 2003; Miyamoto, Tsuboi, Wada, Suwa, & Iizuka, 2005; Motoyoshi, Matsuoka, & Shimizu, 2007; Rozé et al, 2009; Wilmes & Drescher, 2011), a microarquitectura trabecular desempenha um papel importante na garantia da estabilidade primária dos mini-implantes (Cunha et al., 2015; Marquezan, Lima, Lopes, Sant'Anna, & de Souza, 2014).

Considerando que ainda não foi definido um "desenho ótimo" para os mini-implantes, e que a qualidade do tecido ósseo reflecte a variabilidade individual de cada pessoa, é importante compreender a influência de cada parâmetro geométrico, como a forma, o diâmetro, o comprimento, a forma da rosca e o passo, na obtenção da estabilidade. A compreensão da interação entre estes parâmetros pode ser um guia valioso no processo de seleção de mini-implantes e pode indicar qual a opção que apresenta melhor resistência e transferência de carga e, assim, maior desempenho clínico (Steigenga, al-Shammari, Nociti, Misch, & Wang, 2003; Chang et al., 2012).

CAPÍTULO 2

OBJECTIVOS DA INVESTIGAÇÃO

Depois de avaliar quatro grupos de mini-implantes do ponto de vista da conceção, o autor procurou

2.1 Verificar se existe uma correlação entre o desenho dos mini-implantes e a estabilidade primária;

2.2 Avaliar se existe uma diferença de desempenho entre mini-implantes distintos inseridos em dois tipos de substratos ósseos;

2.3 Avaliar a possível relação entre as propriedades qualitativas e quantitativas do osso e os parâmetros geométricos dos mini-implantes.

CAPÍTULO 3

METODOLOGIA

A pesquisa constituiu um modelo de estudo experimental ex vivo, cujos espécimes ósseos foram selecionados especificamente devido à sua distinta densidade mineral óssea, comprovada por estudos previamente publicados (Marquezan, Souza, Araújo, Nojima, & Nojima, 2011; Marquezan et al, 2012). O estudo piloto foi realizado com um grupo de mini-implantes selecionados para o estudo, a fim de determinar o tamanho da amostra. O cálculo amostral para determinar a diferença entre as médias (considerando um α de 5% e um poder de 80% para o estudo) sugeriu a utilização de 10 amostras por grupo.

3.1 AMOSTRA

3.1.1SUBSTRATO ÓSSEO

A amostra foi composta por dez peles bovinas (*Bos taurus indicus*, linhagem Nelore), obtidas de um matadouro (certificado pela ANVISA) imediatamente após o abate dos animais. O projeto foi aprovado pelo Comitê de Ética em Pesquisa do Centro de Ciências da Saúde da Universidade Federal. Em média, dois cortes de cada hemipelve foram excisados da face glútea da asa do ilíaco, e outros dois da porção caudal do osso púbico, totalizando sessenta cortes de tecido (Figura 1).

Ambas as regiões são caracterizadas por uma cortical óssea de aproximadamente 1 mm de espessura (Figura 2). A remoção foi realizada com uma broca trefina (8 mm 0 x 20 mm de comprimento, SIN Implant System e National Ltda, São Paulo, SP, Brasil) adaptada a uma peça de mão de baixa velocidade (Beltec LB100, Araraquara, SP, Brasil) sob abundante irrigação com solução salina. A amostra final (8 mm 0 x 10 mm de comprimento) foi imersa em solução salina e armazenada por congelamento (-20 °C) (Liu, Broucek, Virdi, & Sumner, 2012), até sua utilização na fase de inserção. A divisão dos grupos experimentais foi feita de acordo com a área de substrato ósseo e a geometria dos mini-implantes.

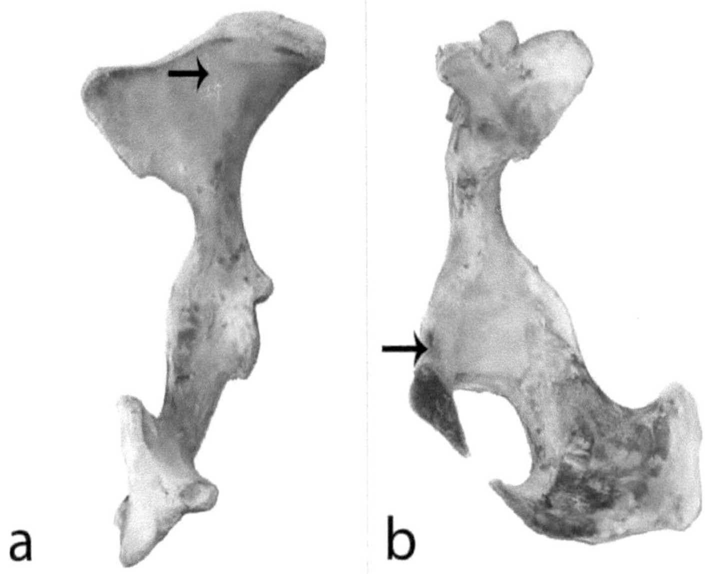

Figura 1 Vista macroscópica da hemipelve direita de um bovino. A) Vista caudal: a seta indica a asa glútea do osso ilíaco. B) Vista medial: a seta indica a porção caudal do osso púbico. *Estas imagens foram extraídas de Marquezan M, Souza MM, Araújo MT, Nojima LI, & Nojima Mda C. Is miniscrew primary stability influenced by bone density? Braz Oral Res. 2011 Sep-Oct;25(5):427-32. http://dx. doi. org/10.1590/S1806-83242011000500009.*

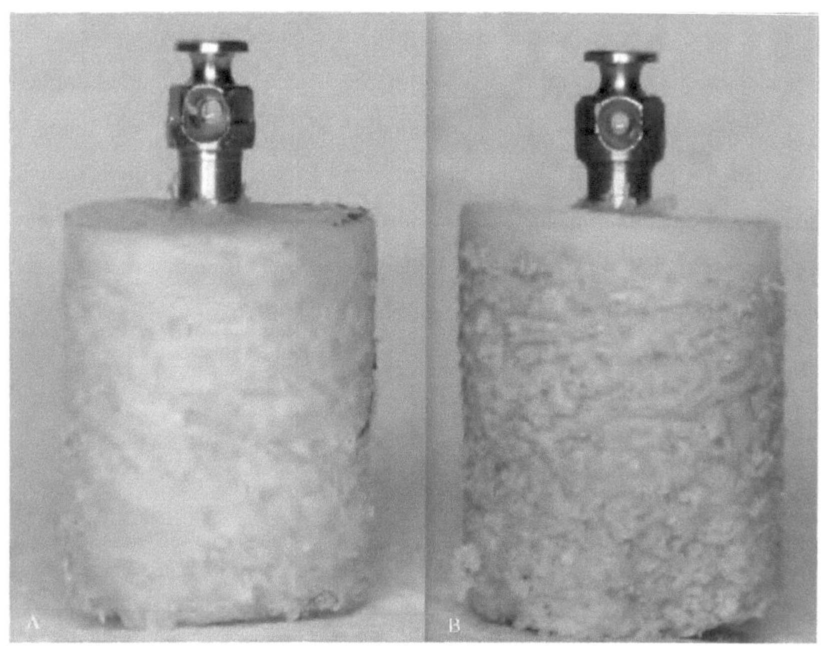

Figura 2 Ilustração das amostras de osso de acordo com os diferentes substratos. A) Região ilíaca. B) Região púbica.

3.1.2MINI-IMPLANTES

Foram utilizados 60 MIs autoperfurantes (liga Ti-6Al-4V) fabricados pela INP (INP®, National Implant System and Prosthetics Comércio Ltda, São Paulo, SP, Brasil), Dentaurum (sistema Tomas®, Dentaurum GmbH & Co.KG, Ispringen, Alemanha) e Rocky Mountain Orthodontics (Dual-Top ® RMO, Rocky Mountain Orthodontics, Denver, CO, EUA), com dimensões de 1,6 mm de diâmetro por 8 mm de comprimento.

Estes foram divididos em grupos de acordo com os seus desenhos geométricos: INP-1, INP-2, DEN e RMO (Figura 3) (Tabela 1). Na primeira fase do estudo, foram inseridos 40 IMs (10 amostras de cada grupo) nos ossos púbicos, avaliando o torque de inserção, a mobilidade e o desenho geométrico. A segunda fase teve como objetivo investigar a influência do substrato ósseo no desempenho do IM, e consistiu na inserção de vinte IMs (10 amostras de cada grupo DEN e RMO) nos ossos ilíacos para avaliação adicional da força de extração e da qualidade óssea. Antes da inserção do IM, a pré-perfuração da cortical foi realizada com uma lança (INP®, National Implant System and Prosthetics Comércio Ltda, São Paulo, SP, Brasil) adaptada a um motor de baixa velocidade (Beltec LB100, Araraquara, SP, Brasil). A profundidade de perfuração foi padronizada com batentes de borracha localizados a 1mm da ponta. Durante o teste, o torque de inserção (descrito na secção 3.4.1) foi medido, e as peças foram enviadas para serem digitalizadas por micro-CT (Capítulo 3.3).

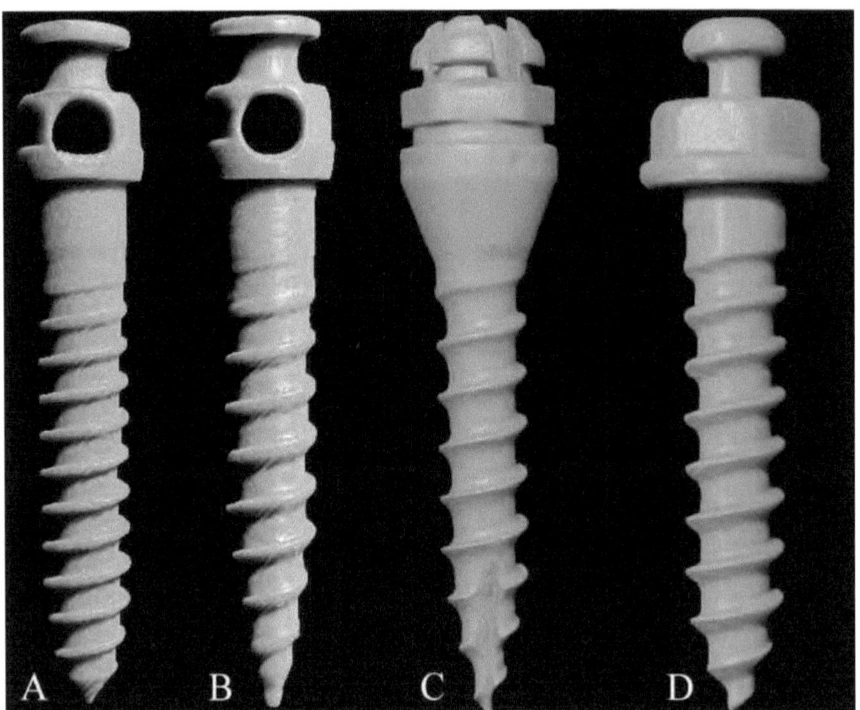

Figura 3 Reconstrução tridimensional de imagens de micro-CT de mini-implantes selecionados para o estudo. A) Grupo INP-1. B) Grupo INP-2. C) Grupo DEN. D) Grupo RMO. *Parte do conteúdo desta imagem foi publicado em Cunha AC, Marquezan M, Lima I, Lopes RT, Nojima LI, & Sant'Anna EF. Influência da arquitetura óssea na estabilidade primária de diferentes desenhos de mini-implantes. Am J Orthod Dentofacial Orthop. 2015 Jan;147(1):45-51. http://dx.doi.org/10.1016/j.ajodo.2014.09.011*

Tabela 1 Caraterísticas do projeto e medições SEM relativas à forma, diâmetro, comprimento, passo, detalhes da rosca, fator de forma da rosca (TSF) e conicidade

Grupo	*Forma*	*Diâmetro (mm)*	*Comprimento (mm)*	*Passo (mm)*	*Linha*			*TSF (%)*	*Conicidade (%)*
					Não. em 8 mm	*Ângulo (graus)*	*Profundidade (mm)*		
INP-1	Cilíndrico	1.6	8	0.66	12	26.71	0.19	0.28	33
INP-2	Cónico	1.6	8	0.92	09	39.07	0.16	0.17	28
DEN	Cónico	1.6	8	0.99	09	29.42	0.23	0.23	50
RMO	Cilíndrico	1.6	8	0.82	10	34.13	0.21	0.25	28

Parte do conteúdo desta tabela foi publicado em Cunha AC, Marquezan M, Lima I, Lopes RT, Nojima LI, & Sant'Anna EF. Influência da arquitetura óssea na estabilidade primária de diferentes desenhos de mini-implantes. Am J Orthod Dentofacial Orthop. 2015 Jan;147(1):45-51. http://dx.doi.org/10.1016/j.ajodo.2014.09.011

3.2 ANÁLISE DO DESENHO DO MINI-IMPLANTE

O desenho geométrico do mini-implante foi caracterizado utilizando imagens de Microscópio Eletrónico de Varrimento (SEM) (JEOL JSM-6460LV, JEOL USA Inc., Peabody, MA, EUA). Foram tiradas fotomicrografias com ampliações de 10X, 35X, 50X e 100X para obter informações gerais (forma, diâmetro e comprimento), bem como outros pormenores não divulgados pelo fabricante, como o número, a profundidade, o ângulo e o passo da rosca, o fator de forma da rosca (TSF) e o grau de conicidade (Figura 4). A relação entre o passo (P) e a profundidade da rosca (D) foi estimada pelo fator de forma da rosca (TSF) (TSF%= D/P) (Chapman, et al., 1996). O grau de conicidade (C) foi obtido dividindo a diferença entre dois diâmetros da secção da haste pelo passo (C%= d1- d2/P). Os valores de conicidade do IM cilíndrico referiam-se exclusivamente à ponta do IM, enquanto os IM cónicos apresentavam um afunilamento mais amplo. O maior valor do grau de conicidade foi utilizado para análise de cada grupo de IM. Todos os parâmetros foram medidos com o programa Image-Pro® Insight (versão 8.0.3, Media Cybernetics, Inc., Rockville, MD, EUA).

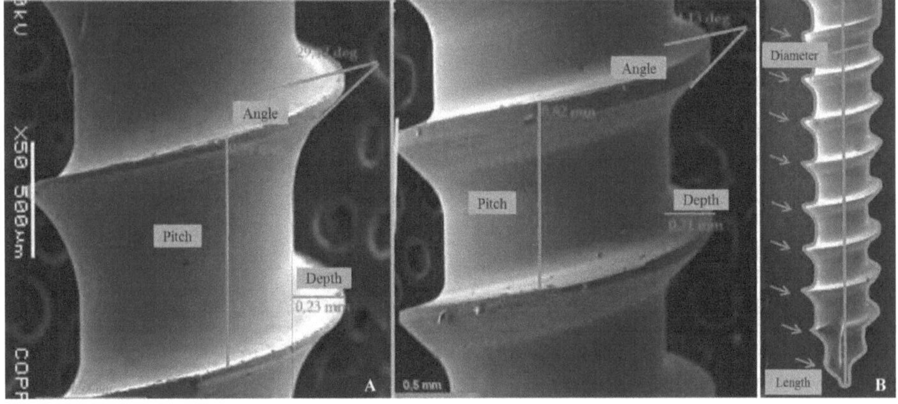

Figura 4 A) MEV com ampliação de 50x com medições de pormenores da rosca: ângulo, passo e profundidade. B) MEV em aumento de 10x com diâmetro, comprimento, número de rosca (setas) e forma (contorno externo). *Parte do conteúdo desta imagem foi publicada em Cunha AC, Marquezan M, Lima I, Lopes RT, Nojima LI, & Sant'Anna EF. Influência da arquitetura óssea na estabilidade primária de diferentes desenhos de mini-implantes. Am J Orthod Dentofacial Orthop. 2015 Jan;147(1):45-51. http://dx.doi.org/10.1016/j.ajodo.2014.09.011*

3.3 AVALIAÇÃO DA QUALIDADE DOS OSSOS

A análise da microarquitectura e da densidade mineral das amostras de osso foi realizada pelo sistema de micro-CT SkyScan 1173 (Bruker micro-CT, Kontich, Bélgica, versão de software 1.6) (Figura 5). A digitalização foi efectuada inserindo as peças em tubos Eppendorf de 2 mL cheios com a mesma quantidade de solução salina. Cada espécime foi posicionado com o longo eixo do mini-implante perpendicular à fonte de raios X. Foram utilizados os seguintes parâmetros: 80 kV, 90 μA, 14,8 uM de resolução (Rebaudi, Koller, Laib, & Trisi, 2004), filtro de alumínio de 1 mm de espessura e exposição de 800 ms. Cada imagem tridimensional obtida consistia em 800 cortes (1.120 x 1.120 pixéis). As imagens foram depois reconstruídas no software NRecon (versão 1.6.4.1, Bruker micro-CT, Kontich, Bélgica) e avaliadas pelo software CT- Analyzer (versão 1.10, Bruker micro-CT, Kontich, Bélgica).

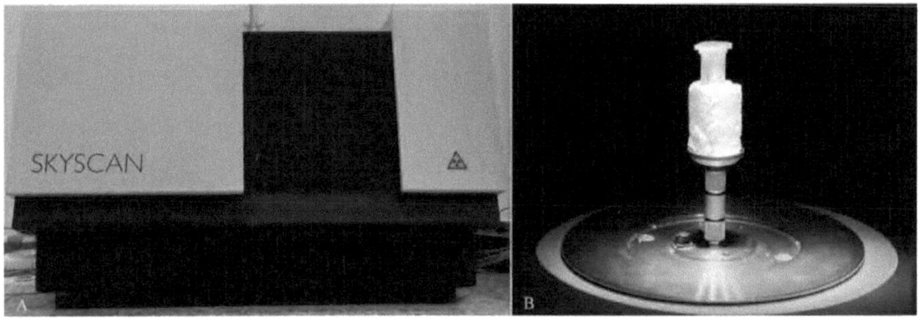

Figura 5 A) Sistema Micro-CT SkyScan, modelo 1173. B) Pormenor do compartimento interior com a amostra fixada.

O volume de interesse (VOI) foi selecionado antes do processamento da imagem para análise morfométrica e quantificação da DMO. O VOI tinha uma forma cilíndrica de 3,6 mm de diâmetro (1 mm para além das dimensões de cada lado do mini-implante), e o seu centro foi determinado com base no centro do MI. Os limites superior e inferior corresponderam ao colo transmucoso e à ponta do mini-implante, respetivamente. O centro deste cilindro, contendo o mini-implante e 6 voxels ósseos adjacentes (88,8 mM), foram excluídos do VOI, a fim de reduzir o efeito dos artefatos metálicos na análise, tema previamente discutido na literatura (Ikeda et al., 2011; Liu, Broucek, Virdi, & Sumner, 2012; Lima, Marquezan, Souza, Sant'Anna, & Lopes, 2015). A binarização da imagem foi realizada com base na correspondência de histogramas, onde foram definidos valores ótimos que representam o tecido ósseo e o miniimplante. Considerando que os valores de cinza são proporcionais ao coeficiente de atenuação do material, as áreas mais densas (titânio) apareceram mais claras, enquanto as áreas menos densas (hidroxiapatita) seguiram a progressão da escala de tons mais escuros.

3.3.1ESPESSURA CORTICAL

As imagens bidimensionais (cortes sagitais e coronais do centro do mini-implante), obtidas através do software DataViewer (Bruker micro-CT, Kontich, Bélgica), foram importadas para o software CT-Analyzer para a medição da espessura cortical, que foi registada em milímetros (Wilmes, Rademacher, Olthoff, & Drescher, 2006). Cada imagem recebeu duas medições (uma no lado direito e outra no lado esquerdo do mini-implante), de modo a que a média aritmética de quatro medições pudesse ser registada para cada espécime (Figura 6). A concordância intraexaminador foi avaliada através do coeficiente de correlação intraclasse (CCI = 0,98), obtido a partir de novas medições de trinta por cento da amostra, aferidas após um intervalo de uma semana.

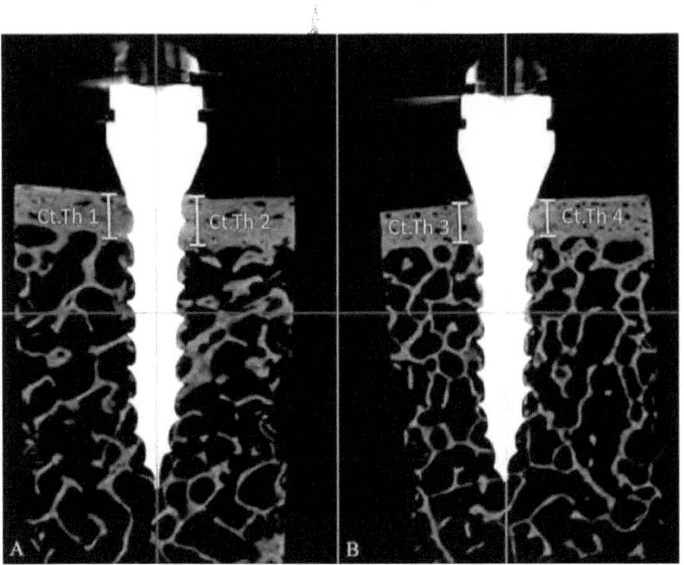

Figura 6 Imagens bidimensionais visualizadas com o software DataViewer. A) Corte coronal para medições de Ct.Th 1 e Ct.Th 2. B) Corte sagital para medições de Ct.Th 3 e Ct.Th 4.

3.3.2ANÁLISE MORFOMÉTRICA

O volume tridimensional foi avaliado pelo CT-Analyzer sem redimensionamento, de forma a preservar a mesma resolução obtida pela digitalização. Foram avaliados os seguintes parâmetros morfológicos: volume trabecular - relação entre o volume de tecido ósseo e o volume total da amostra (BV/TV), expresso em percentagem; espessura trabecular (Tb.Th), expressa em mm; separação trabecular (Tb.Sp), expressa em mm; e número de trabéculas por mm da amostra (Tb.N), expresso em 1/mm.

3.3.3DENSIDADE MINERAL ÓSSEA

A avaliação da densidade mineral óssea (DMO) pode ser efectuada através do software calibração com um fantoma de bloco ósseo de densidade previamente conhecida. Para o efeito, foi selecionado um fantoma de osso artificial (Sawbones® Pacific Research Laboratories Inc., Vashon Island, WA, EUA), composto por um osso trabecular com uma densidade de 0,32 g/cm^3 e um osso cortical de 1,64 g/cm^3. Cada fantoma foi digitalizado sob as mesmas condições da amostra, da seguinte forma: cada um apresentava dimensões idênticas, continha um mini-implante para cada grupo e foi colocado em tubos Eppendorf contendo solução salina (Figura 7). Os valores do coeficiente de atenuação dos ossos artificiais foram introduzidos no software CT-Analyzer, e a DMO dos ossos naturais (registada em g/cm^3) foi calculada. As medições da DMO consideraram as seguintes regiões da amostra: porções trabecular e cortical combinadas (DMO total), e osso trabecular individual (DMO trabecular) e osso cortical (DMO cortical).

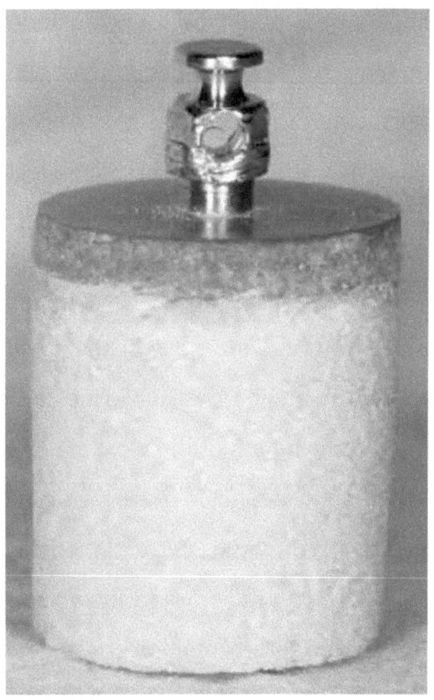

Figura 7 Ilustração do fantoma de bloco de osso artificial utilizado para a calibração do software.

3.4 AVALIAÇÃO DA ESTABILIDADE PRIMÁRIA

3.4.1BINÁRIO DE INSERÇÃO

Os mini-implantes foram inseridos utilizando uma chave manual conectada a um torquímetro digital (Lutron TQ-8800, Taipei, Taiwan), até que todas as roscas estivessem totalmente contidas no bloco. Foi desenvolvido um dispositivo mecânico para alinhar o torquímetro, o mini-implante e os blocos ósseos, mantendo o sistema numa relação perpendicular. Os valores de pico de torque de inserção foram registados em Newton centímetro (Ncm).

3.4.2MOBILIDADE DOS MINI-IMPLANTES

O grau de mobilidade dos mini-implantes foi medido por percussão eletromecânica realizada com o Periotest® (Modelo 3218, Medizintechnik Gulden, Modautal, Alemanha). A calibração da medição foi repetida para cada espécime. Considerando que a posição do dispositivo influencia diretamente sua sensibilidade, foi desenvolvido um dispositivo de acrílico para padronizar o experimento (Marquezan, Lima, Lopes, Sant'Anna, & de Souza, 2014). Para tanto, a ponta do dispositivo foi mantida paralela ao solo e perpendicular ao mini-implante, que, por sua vez, foi mantido a uma distância de 2mm da ponta, de acordo com as recomendações do fabricante (Figura 8).

Em cada análise foi realizada uma média de 16 percussões durante aproximadamente 4 segundos, sendo o valor (PTV) indicado no monitor do aparelho. A escala de medição consistia em valores de -8 a +50. Quanto menor o PTV, menor a mobilidade e maior a estabilidade do implante (Kim, Ahn, & Chang, 2005). Foram efectuadas duas medições do PTV para cada amostra e a sua média foi tabulada. Se a diferença entre as medidas fosse maior que 2 pontos, as medidas eram descartadas, o aparelho era recalibrado e as medidas eram realizadas novamente, de acordo com o protocolo sugerido pelo fabricante.

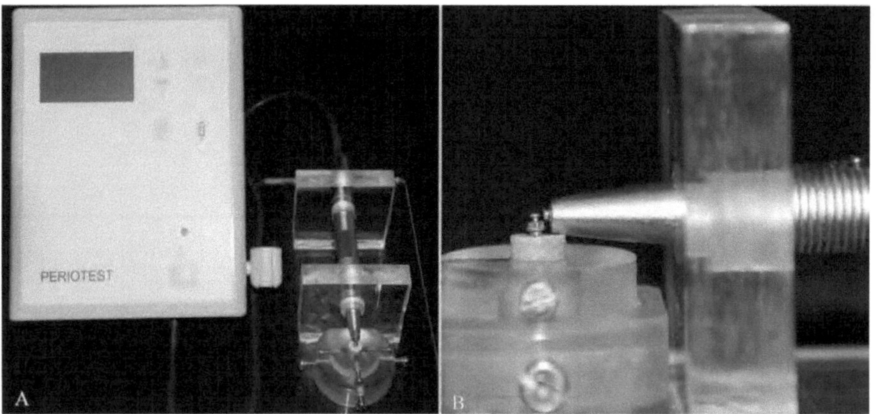

Figura 8 A) Dispositivo acrílico desenvolvido para avaliação do Periotest®. B) Detalhe do momento da percussão do mini-implante com a ponta do instrumento.

3.4.3RESISTÊNCIA AO ARRANCAMENTO

O teste de arrancamento foi realizado em uma máquina universal (Emic DL 2000, São José dos Pinhais, Brasil) (Huja, Litsky, Beck, Johnson, & Larsen, 2005). Para isso, dois dispositivos foram conectados à máquina: um em formato de pé de cabra na parte superior, utilizado para fixar o mini-implante, e outro na porção inferior, que serviu de base para fixar o bloco ósseo e manter o mini-implante perpendicular ao solo (Figura 9). A remoção do mini-implante foi realizada a uma velocidade de 5mm/min, de acordo com a norma F 543 da American Society for Testing and Materials (ASTM, 2007), e com uma célula de carga de 500kgf. Os valores de carga e deslocamento foram registados e a força máxima foi registada em Newtons (N).

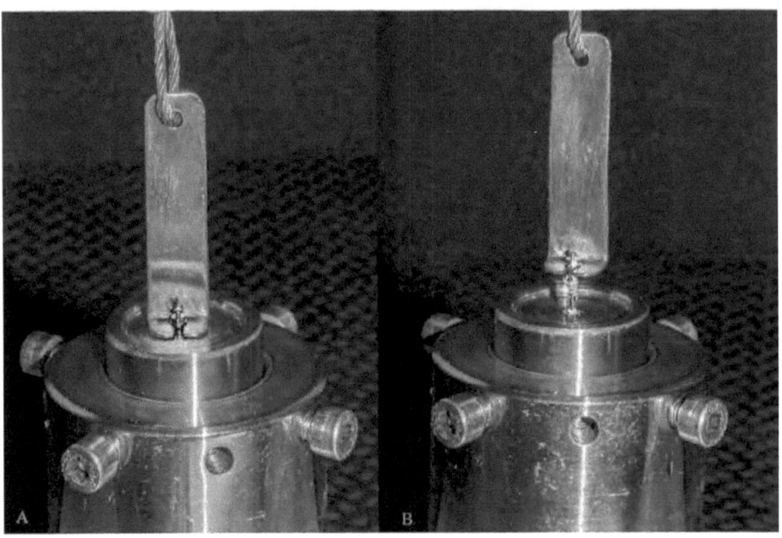

Figura 9 Ensaio de arrancamento. A) Pormenor do momento em que o dispositivo superior é acoplado à cabeça do mini-implante. B) Imediatamente após o teste.

3.5 ANÁLISE ESTATÍSTICA

A análise estatística foi efectuada com recurso ao Statistical Package for the Social Sciences (versão 18, SPSS Inc., Chicago, IL, EUA). Após a realização da análise descritiva, procedeu-se à avaliação da normalidade e homogeneidade através dos testes de Shapiro-Wilk e de Levene, respetivamente. A análise de variância (ANOVA) e o teste de comparações múltiplas de Tukey avaliaram a diferença entre os grupos. A correlação entre as variáveis (geometria, qualidade óssea e estabilidade primária dos diferentes grupos de mini-implantes) foi analisada através do teste de correlação de Pearson. O nível de significância foi fixado em 0,05.

CAPÍTULO 4

RESULTADOS

A estatística descritiva (média e DP) e as comparações intergrupos para o torque de inserção e mobilidade dos mini-implantes estão apresentadas na Tabela 2. Foram observados valores maiores de TI para o grupo DEN (25,08± 1,70 N.cm) ($p<0,05$), com maior grau de conicidade (50%) e TSF (0,23%) do que o registrado para o grupo INP-2 (15,57± 0,93 N.cm), ambos correspondentes a tipos de MI cônicos. Por outro lado, o IM cilíndrico INP-1 apresentou maior TSF (0,28%) que o RMO, e o segundo maior valor de IT (20,08± 1,03 Ncm). Além disso, entre o DEN e o INP-1, o primeiro apresentou valores de pitch maiores e o segundo, menores, respetivamente (0,99mm e 0,66mm).

Embora a diferença não tenha sido estatisticamente significativa, o valor mais baixo de PTV (4,85± 0,82) foi observado no grupo do IM cilíndrico (RMO), com uma TSF elevada (0,25%), enquanto que o grau de mobilidade mais elevado (10,05± 2,16) foi demonstrado pelo grupo INP-2, com uma TSF de 0,17%.

Tabela 2 Análise descritiva e resultados da ANOVA/Tukey para a estabilidade primária (IT e PTV)

Grupos	*Média (±SD)*	
	TI (N.cm)	*PTV*
INP-1	20,08 (±1,03) *ab*	9.15 (±1.78) *a*
INP-2	15.57 (±0.93) *a*	10.05 (±2.16) *a*
DEN	25.08 (±1.70) *b*	6.45 (±1.29) *a*
RMO	18.19 (±1.73) *a*	4.85 (±0.82) *a*

Cada coluna apresenta um resultado independente para ANOVA/Tukey. Letras diferentes indicam diferença estatisticamente significativa a $\alpha=0,05\%$. IT = torque de inserção e PTV = valor de Periotest.

Os resultados do teste de correlação de Pearson para os parâmetros geométricos e a estabilidade primária são apresentados na Tabela 3. Observou-se correlação positiva entre conicidade e IT (p<0,05), sendo que os grupos DEN (50% de conicidade / 25,08± 1,70 N.cm) e INP-1 (33% de conicidade / 20,08± 1,03 N.cm) apresentaram os maiores valores em ambos os parâmetros. Ambos os grupos apresentaram valores menores de ângulo de rosca (DEN: 29,42° e INP-1: 26,71°), e a correlação negativa entre esses parâmetros e o IT foi confirmada pelo teste de Pearson (p<0,05).

Ao analisar os grupos de acordo com sua forma (cilíndrica ou cônica), os mini-implantes dos grupos DEN e INP-1 apresentaram maior TSF (0,23% e 0,28%) e IT, respetivamente. A profundidade de rosca apresentou correlação positiva com o IT (p<0,05), influenciando indiretamente o resultado da TSF. Este foi o único parâmetro que apresentou correlação com o PTV, neste caso, negativa (p<0,05). Observou-se que maiores profundidades de rosca resultaram em menores PTVs, indicando que a mobilidade lateral do MI pode ser reduzida se esse fator for aumentado.

O pitch dos mini-implantes não parece estar relacionado com a estabilidade mecânica, uma vez que os grupos DEN e INP-1 apresentaram o maior (0,99mm) e o menor (0,66mm) valores de pitch, respetivamente. Da mesma forma, o número de roscas não parece afetar a estabilidade mecânica, visto que o grupo DEN apresentou apenas 9 roscas contra 12 do grupo INP-1, concluindo-se, assim, que não foi encontrado um resultado definitivo para os parâmetros pitch e número de roscas.

Quadro 3 Teste de correlação de Pearson para as variáveis de estabilidade primária e parâmetros geométricos

		TI	PTV	Pitch	Número	Ângulo	Profundidade	TSF	Conicidade	Forma
TI	r	1	-.101	.162	-.018	-.470*	.545*	.269	.605*	.109
	valor de p		.534	.319	.911	.002	.000	.093	.000	.503
PTV	r	-.101	1	-.078	.070	.063	-.324*	-.148	-.096	.120

valor de p	.534	.634	.666	.700	,041	.361	.554	.462

* Indica uma diferença estatisticamente significativa a α=0,05%. IT = torque de inserção e PTV = valor Periotest.

A divisão dos grupos experimentais e os resultados para as comparações intergrupos na segunda fase do estudo encontram-se na Tabela 4. O desempenho mecânico dos mini-implantes foi claramente influenciado pela qualidade óssea, uma vez que os maiores valores de IT e PS foram encontrados no substrato D2 (RMO-P: IT - 18,19± 1,73 N.cm; PS - 284,80± 20,81 N e DEN-P: IT - 25,08± 1,70 N.cm; PS - 322,20± 38,28 N) (p<0,05). Apesar dos valores ligeiramente superiores para o grupo DEN em D1 (IT: 12,87 N.cm; PS: 181 N), não foi observada diferença significativa em relação ao grupo RMO (IT: 9,95 N.cm; PS: 172,5 N).

Os valores de PTV indicaram mobilidade significativamente menor no substrato D2 para o grupo RMO (RMO-I: 19,5± 12,01; RMO-P: 4,85± 2,61) (p<0,05), e também para o grupo DEN, porém sem diferença estatística (DEN-I: 11,75± 5,63; DEN-P: 6,45± 4,08) (p>0,05). Em relação ao substrato D1, o grupo DEN apresentou valores de PTV significativamente menores (DEN-I: 11,75± 5,63; RMO-I: 19,5± 12,01) (p<0,05), enquanto que em D2 não houve diferença entre os grupos (DEN-P: 6,45± 4,08; RMO-P: 4,85± 2,61) (p>0,05).

Tabela 4 Divisão dos grupos experimentais e análise descritiva, com resultados ANOVA/Tukey para o binário de inserção, mobilidade e teste de resistência ao arrancamento.

Grupos	*Mini-Implante*	*Região óssea*	*TI (N.cm)*	*PTV*	*PS(N)*
RMO-I	RMO	D1 - Ilíaca	*9.95* (±0.82) *a*	19.5 (±12.01) *b*	172.5 (±23.00) *a*
RMO-P	RMO	D2 - Púbico	18.19 (±1.73) *b*	4.85 (±2.61) *a*	284.80 (±20.81) *b*

DEN-I	DEN	D1 - Ilíaco	12.87 (±0.91) *a*	11.75 (±5.63) *a*	181.00 (±18.93) *a*
DEN-P	DEN	D2 - Púbico	25.08 (±1.70) *c*	6.45 (±4.08) *a*	322.20 (±38.28) *b*

Letras diferentes indicam uma diferença estatisticamente significativa a α=0,05%. IT = torque de inserção e PS = força de arrancamento. *Parte do conteúdo desta tabela foi publicado em Cunha AC, Marquezan M, Lima I, Lopes RT, Nojima LI, & Sant'Anna EF. Influência da arquitetura óssea na estabilidade primária de diferentes desenhos de mini-implantes. Am J Orthod Dentofacial Orthop. 2015 Jan;147(1):45-51. http://dx.doi.org/10.1016/j.ajodo.2014.09.011*

Ao analisar os parâmetros de qualidade óssea, observou-se uma diferença clara e homogénea entre os grupos para a VB/TV, DMO total, DMO Tb. BMD e Tb.N (Tabela 5), que foram melhorados no D2. Essa diferença também foi observada visualmente na Figura 10. A espessura cortical apresentou valores menores no D1, embora a DMO cortical não tenha apresentado diferença entre os grupos (p>0,05). Os resultados do teste de correlação de Pearson são apresentados na Tabela 6.

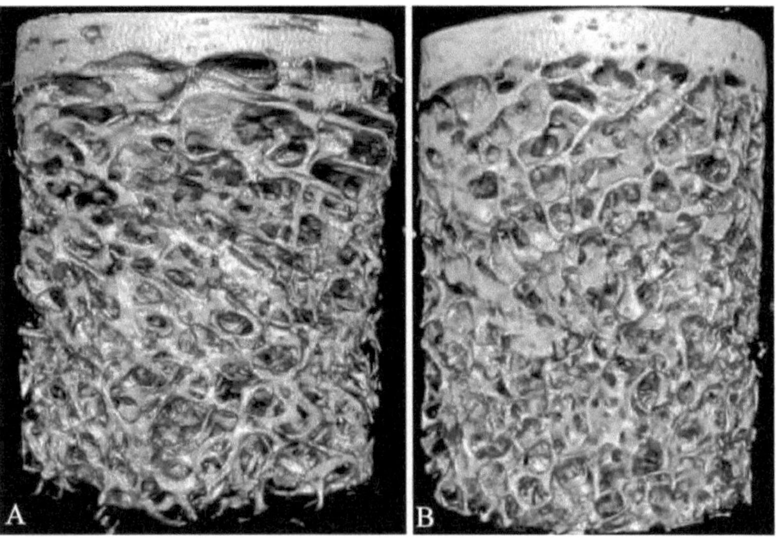

Figura 10 Reconstruções tridimensionais Micro-CT de duas amostras de osso. A) Substrato de ilíaco. B) Substrato de púbis.

Tabela 5 Análise descritiva e resultado da ANOVA/Tukey para avaliação da qualidade óssea

Grupos	*Ct.Th (mm)*	*Ct.BMD (g/cm^3)*	*BV/TV (%)*	*DMO total (g/cm^3)*
RMO-I	0.81 (±0.49) *a*	1.41 (±0.08) *a*	20.74 (±1.34) *a*	0.46 (±0.02) *a*
RMO-P	1.09 (±0.07) *b*	1.62 (±0.09) *a*	30.63 (±2.44) *b*	0.66 (±0.04) *b*
DEN-I	0,96 (±0,06) *ab*	1.31 (±0.05) *a*	19.06 (±1.38) *a*	0.40 (±0.02) *a*
DEN-P	1.11 (±0.07) *b*	1.58 (±0.09) *a*	33.70 (±1.63) *b*	0.67 (±0.03) *b*
	Tb.BMD (g/cm^3)	*Tb.N (mm1*	*Tb.Sp (mm)*	*Tb.Th (mm)*
RMO-I	0.36 (±0.02) *a*	0.93 (±0.02) *a*	0.62 (±0.01) *b*	0.15 (±0.00) *a*
RMO-P	0.53 (±0.03) *b*	1.37 (±0.06) *b*	0.51 (±0.01) *a*	0.16 (±0.01) *a*
DEN-I	0.32 (±0.02) *a*	0.85 (±0.06) *a*	0.67 (±0.02) *b*	0.15 (±0.00) *a*
DEN-P	0.54 (±0.02) *b*	1.45 (±0.04) *b*	0.51 (±0.01) *a*	0.17 (±0.00) *a*

Os valores são a média (± DP). Cada coluna apresenta um resultado independente para ANOVA/Tukey. Letras diferentes indicam uma diferença estatisticamente significativa a α=0,05%; Ct.Th = espessura cortical; Ct.BMD = densidade mineral óssea do osso cortical; BV/TV = fração de volume ósseo e BMD total = densidade mineral óssea do bloco ósseo total; Tb.BMD = densidade mineral óssea do osso trabecular; Tb.N = número de trabéculas; Tb.Sp = separação trabecular e Tb.Th = espessura trabecular. *O conteúdo desta tabela foi publicado em Cunha AC, Marquezan M, Lima I, Lopes RT, Nojima LI, & Sant'Anna EF. Influência da arquitetura óssea na estabilidade primária de diferentes desenhos de mini-implantes. Am J Orthod Dentofacial Orthop. 2015 Jan;147(1):45-51. http://dx.doi.org/10.1016/j.ajodo.2014.09.011*

Tabela 6 Teste de correlação de Pearson para as variáveis estabilidade primária e qualidade óssea

		TI	PTV	PS	Ct.Th	Ct.BMD	Tb.BMD	Tb.N	Tb.Sp	Tb.Th	BV.TV	DMO total
TI	r	1	-.470*	.880*	.763*	.612*	.772*	.750*	-.575*	.462*	.850*	.844*
	valor de p		.002	.000	.000	.000	.000	.000	.000	.003	.000	.000
PTV	r	-.470*	1	-.332*	-.364*	-.167	-.431*	-.496*	.422*	-.188	-.431*	-.415*
	valor de p	.002		.037	.021	.303	.006	.001	.007	.245	.005	.008
PS	r	.880*	-.332*	1	.835*	.683*	.731*	.646*	-.496*	.478*	.828*	.849*

valor de p	.000	.037	.000	.000	.000	.000	.001	.002	.000	.000

*Indica uma diferença estatisticamente significativa a α=0,05%; IT = torque de inserção; PS = força de arrancamento; Ct.Th = espessura cortical; Ct.BMD = densidade mineral óssea do osso cortical; Tb.BMD = densidade mineral óssea do osso trabecular; Tb.N = número de trabéculas; Tb.Sp = separação trabecular; Tb.Th = espessura trabecular; BV/TV = fração de volume ósseo; BMD total = densidade mineral óssea do bloco ósseo total. *Parte do conteúdo desta tabela foi publicado em Cunha AC, Marquezan M, Lima I, Lopes RT, Nojima LI, & Sant'Anna EF. Influência da arquitetura óssea na estabilidade primária de diferentes desenhos de mini-implantes. Am J Orthod Dentofacial Orthop. 2015 Jan;147(1):45-51. http://dx.doi.org/10.1016/j.ajodo.2014.09.011*

CAPÍTULO 5

DISCUSSÃO

A aparente exigência de um conhecimento mais abrangente da interação entre o mini-implante e a interface óssea tem motivado os mais recentes trabalhos de investigação relativos ao desempenho destes dispositivos (Migliorati et al, 2012; Walter, Winsauer, Marcé-Nogué, Mojal, & Puigdollers, 2013; Wilmes & Drescher, 2011). Quando se refere ao contacto direto entre o MI e o osso adjacente, a estabilidade do MI é classificada como primária, enquanto a estabilidade secundária ou tardia ocorre após o período de cicatrização (Gedrange et al., 2005). Uma vez que a maioria das falhas ocorre durante os estágios iniciais, após a inserção, é essencial alcançar uma estabilidade primária adequada para garantir a retenção dos dispositivos (Lim, Cha, & Hwang, 2008), a fim de torná-los satisfatórios para uso clínico.

As propriedades ósseas dos locais de inserção, a geometria dos mini-implantes e a técnica cirúrgica têm uma grande influência na estabilidade primária (Hong et al, 2011; Kim, Kim, Yun, & Kim, 2009; Lim, Cha, & Hwang 2008; Marquezan et al, 2012; Motoyoshi, Yano, Tsuruoka, & Shimizu, 2005; Song, Cha, & Hwang, 2007; Squeff, Simonson, Elias, & Nojima, 2008; Trisi et al, 2009; Wilmes, Ottenstreuer, Su, & Drescher, 2008; Wilmes, Rademacher, Olthoff, & Drescher, 2006). O procedimento cirúrgico é um fator extremamente controlável, pois a escolha da técnica de inserção é arbitrária para cada profissional. O ortodontista não exerce nenhum controle sobre a qualidade do sítio de inserção disponível, uma vez que ela varia de acordo com a biologia do indivíduo. Assim, o esclarecimento adequado do clínico em relação às caraterísticas geométricas do MI pode auxiliá-lo na escolha do tipo de miniimplante mais adequado para cada situação.

A seleção dos mini-implantes para essa pesquisa foi feita com base em três grupos de dispositivos disponíveis atualmente no mercado ortodôntico (grupos INP-1, DEN e RMO) e um grupo desenvolvido exclusivamente para essa pesquisa (INP-2), com o objetivo de verificar o grau de heterogeneidade desses dispositivos. O principal objetivo, a longo prazo, foi reunir as melhores caraterísticas estudadas em um único mini-implante, reduzindo, assim, a imprevisibilidade do desempenho do MI, através do reforço de suas caraterísticas geométricas.

A falta de resultados científicos conclusivos sobre a influência da geometria no desempenho dos mini-implantes reflete diretamente o ambiente comercial, uma vez que não há informações fornecidas além das dimensões desses dispositivos nas embalagens e catálogos dos fabricantes de MI. Por esta razão, os autores optaram por obter a caraterização geométrica destes dispositivos através de microscopia eletrónica de varrimento e medições de imagem, utilizando um software de precisão.

Os parâmetros selecionados para o estudo, nomeadamente, a forma, o passo, o número, o ângulo e a profundidade da rosca, a TSF e o grau de conicidade, foram baseados em provas anteriores (Asnis et al, 1996; Chapman et al, 1996; Gracco, Giagnorio, Incerti Parenti, Alessandri Bonetti, & Siciliani, 2012; Kim, Cho, Chung, Kook, & Nelson, 2008; Kim, Kim, Yun, & Kim, 2009; Motoyoshi, Inaba, Ueno, & Shimizu, 2009; Song, Cha, & Hwang, 2007; Suzuki & Suzuki, 2011; Wilmes & Drescher, 2011; Wilmes, Ottenstreuer, Su, & Drescher, 2008). A padronização do diâmetro e do comprimento foi um pré-requisito para o estudo, uma vez que a influência desses fatores no desempenho mecânico do IM é bem compreendida (Chang et al, 2012; DeCoster, Heetderks, Downey, Ferries, & Jones, 1990; Miyawaki et al., 2003; Schatzker, Sanderson, & Murnaghan, 1975).

Os estudos em implantologia dentária, ortopedia e neurocirurgia (Boyle, Frost, Foley, & Grady, 1993; Matsunaga et al., 2010; Rebaudi, Koller, Laib, & Trisi, 2004; Rozé et al, 2009; Schicho et al., 2007) contribuíram para melhorar a experiência metodológica em ensaios mecânicos e os conceitos previamente estabelecidos para implantes de titânio e parafusos ortopédicos, aplicados a mini-implantes.

Uma vez que não existe um padrão-ouro para avaliar o desempenho mecânico de diferentes grupos de mini-implantes (Gracco, Giagnorio, Incerti Parenti, Alessandri Bonetti, & Siciliani, 2012; Mischkowski et al., 2008), os autores adoptaram uma seleção de testes mecânicos bem estabelecidos na literatura, mas que fornecem informações complementares a cada um destes modos de avaliação, tais como o torque de inserção, o Periotest® e os testes de pull-out.

Um dos principais factores avaliados foi a direção da força de teste, devido aos diferentes parâmetros geométricos que lhe podem estar associados, e devido à incidência notavelmente elevada de forças laterais durante a utilização clínica dos IM. Para o efeito, procedeu-se à avaliação da carga axial, utilizando o torque de inserção e o teste de arrancamento, e à avaliação da carga lateral, utilizando o Periotest®.

O torque de inserção avaliou a resistência do mini-implante em avançar no osso durante a fase de inserção (Baumgaertel, 2010; Chen et al., 2010; da Cunha, Francischone, Filho, & de Oliveira, 2004; Trisi et al, 2009; Wilmes, Rademacher, Olthoff, & Drescher, 2006), enquanto o grau de mobilidade foi medido pelo Periotest® (Nakago, Mitani, Hijiya, Hattori, & Nakagawa, 1994; Olive & Aparicio, 1990; Trisi et al., 2009; Uemura et al., 2012; Wijaya, Oka, Saratani, Sumikawa, & Kawazoe, 2004).

Os ensaios destrutivos são realizados para obter um conhecimento abrangente para determinar a resistência de uma estrutura ou sistema, uma vez que avaliam a magnitude da força necessária para causar a sua falha (Cole & Van Der Meulen, 2011), representada pelo ensaio de arrancamento neste estudo (Huja, Litsky, Beck, Johnson, & Larsen, 2005). Em contrapartida, tanto o torque de inserção como o Periotest® são testes facilmente reproduzíveis e os seus resultados podem ser comparados com os resultados de ensaios clínicos.

No plano de estudo, foi referido que seria interessante investigar a interação entre a qualidade do substrato ósseo e cada tipo de desenho do IM. Esta investigação justifica-se tendo em conta o conceito de qualidade do osso, uma vez que estas caraterísticas são relevantes para o desempenho de um osso no suporte de carga (Cole & Van Der Meulen, 2011).

A seleção dos ossos pélvicos bovinos (obtidos ex vivo) como modelo animal foi baseada na disponibilidade desses ossos para consumo humano e na diversidade de regiões de caraterísticas distintas (áreas ilíaca e púbica), além do abundante volume de osso trabecular (Marquezan, Lima, Lopes, Sant'Anna, & de Souza, 2014; Marquezan, Souza, Araùjo, Nojima, & Nojima, 2011). A retirada de amostras do osso púbico foi uma técnica mais sensível, pois esse osso está localizado em uma região de dimensões reduzidas e próximo à linha média pélvica. Assim, se houvesse algum deslocamento do corte longitudinal das carcaças durante o abate, essas partes seriam inutilizadas no estudo.

Definida como uma técnica não destrutiva e previamente validada para a caraterização de substratos ósseos (Rebaudi, Trisi, Cella, & Cecchini, 2010; Swain, & Xue, 2009; Van Oossterwyck et al, 2000; Zou, Hunter, & Swain, 2011), a microCT tem permitido obter resultados de elevada precisão em estudos relativos à quantificação da massa óssea (Ct.Th, Ct.BMD, Tb.BMD, a BMD total e BV/TV), bem como da geometria espacial e arquitetura trabecular (Tb.N, Tb.Sp e Tb.Th).

O contraste da imagem é obtido pelo gradiente do coeficiente de atenuação linear (μ), que representa o grau de densidade de cada material (Zou, Hunter, & Swain, 2011). A possível influência de artefactos metálicos é uma limitação técnica que foi considerada anteriormente, uma vez que o espécime era composto por materiais com propriedades de atenuação tão diferentes como a hidroxiapatite e o titânio (Rebaudi, Koller, Laib, & Trisi, 2004; Van Oossterwyck et al., 2000).

Para controlar esse efeito, os 6 voxels ósseos (88,8 μM em uma resolução isotrópica de 14,8 μM) adjacentes ao mini-implante foram descartados (Ikeda et al, 2011; Liu, Broucek, Virdi, & Sumner, 2012; Marquezan, Lima, Lopes, Sant'Anna, & de Souza, 2014), e filtros de alumínio, fatores de correção e técnicas de processamento de imagem foram aplicados (Brooks & Di Chiro, 1976; De Man, Nuyts, Dupont, Marchal, & Suetens, 2001; Lima, Marquezan, Souza, Sant'Anna, & Lopes, 2015; Soltanian-Zadeh, Windham, & Soltanianzadeh, 1996; Wang, Frei, & Vannier, 2000).

Os resultados do estudo estão de acordo com relatórios anteriores (Asnis et al., 1996;

Brinley et al., 2009; Chen, Shin, & Kyung, 2008; Mischkowski et al., 2008; Song, Cha e Hwang, 2007; Wilmes, Ottenstreuer, Su, & Drescher, 2008), no que diz respeito à demonstração da relação entre as caraterísticas geométricas dos mini-implantes e o seu desempenho mecânico.

O torque de inserção apresentou correlação positiva entre o grau de conicidade e a profundidade da rosca, e negativa para o ângulo da rosca ($p < 0,05$). A correlação negativa observada entre a profundidade da rosca e os valores do Periotest® ($p < 0,05$) indica a potencial eficácia desse parâmetro para resistir às forças laterais exercidas no IM.

Apesar do resultado sugestivo de que os mini-implantes de formato cónico têm maior estabilidade primária, corroborado por vários relatos na literatura (Chen, Shin, & Kyung, 2008; Kim, Cho, Chung, Kook, & Nelson, 2008; Song, Cha, & Hwang, 2007; Suzuki & Suzuki, 2011; Wilmes & Drescher, 2011; Wilmes, Ottenstreuer, Su, & Drescher, 2008; Yano, Motoyoshi, Uemura, Ono, & Shimizu, 2006), tornou-se evidente que factores secundários relacionados com a rosca, como o ângulo e a profundidade, podem proporcionar um desempenho satisfatório dos MIs, quer se trate de formas cilíndricas ou híbridas (simultaneidade de formas cilíndricas e cónicas no mesmo MI).

Todos os indicadores de qualidade óssea, sem exceção, correlacionaram-se com os valores de torque de inserção e pull-out. Os valores de PTV apresentaram uma correlação negativa com Ct.Th, Tb.BMD, Tb.N, BV.TV e BMD total, e positiva com Tb.Sp. O osso púbico (D2) pode ser distinguido do ilíaco (D1) pelos maiores valores de BV/TV, DMO total, DMO trabecular e Tb.N, seguidos pela redução do espaçamento trabecular (Tb.Sp).

Em relação aos mini-implantes avaliados na segunda fase do estudo, ambos os grupos apresentaram resultados satisfatórios para ossos de menor densidade, não observados em ossos de maior densidade. Isso demonstra que, quando o sítio de inserção é caracterizado como um osso de qualidade superior (D2), a utilização de um IM com caraterísticas geométricas que aumentem a estabilidade primária pode ser evitada, uma vez que sua associação pode resultar em um torque de inserção exacerbado. Portanto, nessas situações é preferível optar por IMs com maior área de superfície, formato cilíndrico, menor grau de conicidade e profundidade de rosca, bem como ângulos de rosca mais elevados.

As evidências recolhidas nesta tese indicam que uma investigação mais aprofundada sobre este assunto pode fornecer informações adicionais para ajudar a desenvolver IMs com um desempenho superior aos atualmente disponíveis e também ter em consideração os níveis de qualidade dos sítios de inserção disponíveis para inserção.

CAPÍTULO 6

CONCLUSÕES

6.1 Foi encontrada uma elevada variabilidade entre as caraterísticas geométricas dos mini-implantes avaliados. Foi observada uma correlação entre a profundidade da rosca, o ângulo da rosca, o grau de conicidade e a estabilidade primária.

6.2 A qualidade do substrato ósseo disponível influenciou o desempenho mecânico dos mini-implantes.

6.3 Nos ossos de menor densidade, ambos os tipos de mini-implantes utilizados estavam de acordo com os critérios de utilização clínica, sem diferença entre os grupos.

6.4 No caso de ossos mais densos, factores como: número, ângulo e profundidade da rosca, área de superfície, forma e grau de conicidade podem ter influenciado o desempenho superior dos mini-implantes.

BIBLIOGRAFIA

Angle, E. H. (1900). Tratamento da má oclusão dos dentes e das fracturas dos maxilares: Sistema de Angle (6ª ed., pp. 315). Philadelphia: S.S. White Dental Mfg. Co.

Asnis, S. E., Ernberg, J. J., Bostrom, M. P., Wright, T. M., Harrington, R. M., Tencer, A., & Peterson, M. (1996). Design de rosca de parafuso de osso esponjoso e poder de retenção. *J Orthop Trauma, 10*(7), 462-469.

ASTM, I. (2007). Norma ASTM F 543: Especificação normalizada e métodos de ensaio para parafusos ósseos médicos metálicos (pp. 20). West Conshohocken, PA, Estados Unidos.

Baumgaertel, S. (2010). Pré-perfuração do local do implante: É necessário para mini-implantes ortodônticos? *Am J Orthod Dentofacial Orthop, 137*(6), 825-829. doi:10.1016/j.ajodo.2008.06.038

Block, M. S., & Hoffman, D. R. (1995). Um novo dispositivo para ancoragem absoluta para ortodontia. *Am J Orthod Dentofacial Orthop, 107*(3), 251-258.

Boyle, J. M., Frost, D. E., Foley, W. L., & Grady, J. J. (1993). Análise do binário e do arrancamento de seis parafusos auto-roscantes e de "emergência" atualmente disponíveis. *J Oral Maxillofac Surg, 51*(1), 45-50.

Brinley, C. L., Behrents, R., Kim, K. B., Condoor, S., Kyung, H. M., & Buschang, P. H. (2009). Efeitos da inclinação e da canelura longitudinal na estabilidade primária de implantes mini-implantes. *Angle Orthod, 79*(6), 1156-1161. doi:10.2319/103108-554R.1

Brooks, R. A., & Di Chiro, G. (1976). Beam hardening in x-ray reconstructive tomography. *Phys Med Biol, 21*(3), 390-398.

Büchter, A., Wiechmann, D., Koerdt, S., Wiesmann, H. P., Piffko, J., & Meyer, U. (2005). Reação do implante relacionada com a carga de mini-implantes utilizados para ancoragem ortodôntica. *Clin Oral Implants Res, 16*(4), 473-479. doi:10.1111/j.1600-0501.2005.01149.x

Chang, J. Z., Chen, Y. J., Tung, Y. Y., Chiang, Y. Y., Lai, E. H., Chen, W. P., & Lin, C. P. (2012). Efeitos da profundidade da rosca, forma do cone e comprimento do cone nas propriedades mecânicas dos mini-implantes. *Am J Orthod Dentofacial Orthop, 141*(3), 279-288. doi:10.1016/j.ajodo.2011.09.008

Chapman, J. R., Harrington, R. M., Lee, K. M., Anderson, P. A., Tencer, A. F., & Kowalski, D. (1996). Factores que afectam a resistência ao arrancamento dos parafusos de osso esponjoso. *J Biomech Eng, 118*(3), 391-398.

Chen, Y., Kyung, H. M., Gao, L., Yu, W. J., Bae, E. J., & Kim, S. M. (2010). Propriedades mecânicas de micro-implantes ortodônticos autoperfurantes com diferentes diâmetros. *Angle Orthod, 80*(5), 821-827. doi:10.2319/103009-607.1

Chen, Y., Shin, H. I., & Kyung, H. M. (2008). Comparação biomecânica e histológica de microimplantes ortodônticos auto-perfurantes e auto-roscantes em cães. *Am J Orthod Dentofacial Orthop, 133*(1), 44-50. doi:10.1016/j.ajodo.2007.01.023

Cole, J. H., & van der Meulen, M. C. (2011). Mecânica do osso inteiro e qualidade óssea. *Clin Orthop Relat Res, 469*(8), 2139-2149. doi:10.1007/s11999-011-1784-3

Creekmore, T. D., & Eklund, M. K. (1983). A possibilidade de ancoragem esquelética. *J Clin Orthod, 17*(4), 266-269.

Cunha, A. C., Marquezan, M., Lima, I., Lopes, R. T., Nojima, L. I., & Sant'Anna, E. F. (2015). Influência da arquitetura óssea na estabilidade primária de diferentes desenhos de miniimplantes. Am J Orthod Dentofacial Orthop, 147(1), 45-51. doi: 10.1016/j.ajodo.2014.09.011

da Cunha, H. A., Francischone, C. E., Filho, H. N., & de Oliveira, R. C. (2004). Uma comparação entre o torque de corte e a freqüência de ressonância na avaliação da estabilidade primária e da capacidade de torque final de implantes unitários padrão e

TiUnite sob carga imediata. *Int J Oral Maxillofac Implants, 19*(4), 578-585.

De Man, B., Nuyts, J., Dupont, P., Marchal, G., & Suetens, P. (2001). Um algoritmo policromático iterativo de máxima verosimilhança para TC. *IEEE Trans Med Imaging, 20*(10), 999-1008. doi:10.1109/42.959297

DeCoster, T. A., Heetderks, D. B., Downey, D. J., Ferries, J. S., & Jones, W. (1990). Otimização da força de extração do parafuso ósseo. *J Orthop Trauma, 4*(2), 169-174.

Gedrange, T., Hietschold, V., Mai, R., Wolf, P., Nicklisch, M., & Harzer, W. (2005). Uma avaliação da análise da frequência de ressonância para a determinação da estabilidade primária dos implantes palatinos ortodônticos. Um estudo em cadáveres humanos. *Clin Oral Implants Res, 16*(4), 425-431. doi:10.1111/j.1600-0501.2005.01134.x

Gracco, A., Giagnorio, C., Incerti Parenti, S., Alessandri Bonetti, G., & Siciliani, G. (2012). Efeitos da forma da rosca na resistência ao arrancamento de mini-implantes. *Am J Orthod Dentofacial Orthop, 142*(2), 186-190. doi:10.1016/j.ajodo.2012.03.023

Hong, C., Lee, H., Webster, R., Kwak, J., Wu, B. M., & Moon, W. (2011). Comparação da estabilidade entre mini-implantes disponíveis no mercado e um novo design: parte 1. *Angle Orthod, 81*(4), 692-699. doi:10.2319/092410-556.1

Huja, S. S., Litsky, A. S., Beck, F. M., Johnson, K. A., & Larsen, P. E. (2005). Força de arrancamento de parafusos monocorticais colocados nos maxilares e mandíbulas de cães. *Am J Orthod Dentofacial Orthop, 127*(3), 307-313. doi:10.1016/j.ajodo.2003.12.023

Ikeda, H., Rossouw, P. E., Campbell, P. M., Kontogiorgos, E., Kontogirogos, E., & Buschang, P. H. (2011). Análise tridimensional do contacto peri-ósseo-implante de implantes de mini-implantes de superfície rugosa. *Am J Orthod Dentofacial Orthop, 139*(2), e153- 163. doi:10.1016/j.ajodo.2010.09.022

Iwai, H., Motoyoshi, M., Uchida, Y., Matsuoka, M., & Shimizu, N. (2015). Efeitos do contacto da raiz do dente na estabilidade dos parafusos de ancoragem ortodôntica na maxila: Comparação entre os métodos de auto-perfuração e auto-roscagem. Am J Orthod Dentofacial Orthop, 147(4), 483-491. doi: 10.1016/j.ajodo.2014.12.017

Kanomi, R. (1997). Mini-implante para ancoragem ortodôntica. *J Clin Orthod, 31*(11), 763-767.

Kim, J. W., Ahn, S. J., & Chang, Y. I. (2005). Análise histomorfométrica e mecânica do parafuso sem broca como ancoragem ortodôntica. *Am J Orthod Dentofacial Orthop, 128*(2), 190-194. doi:10.1016/j.ajodo.2004.01.030

Kim, S. H., Cho, J. H., Chung, K. R., Kook, Y. A., & Nelson, G. (2008). Valores de torque de remoção de mini-implantes tratados superficialmente após o carregamento. *Am J Orthod Dentofacial Orthop, 134*(1), 36-43. doi:10.1016/j.ajodo.2006.07.038

Kim, Y. K., Kim, Y. J., Yun, P. Y., & Kim, J. W. (2009). Efeitos da forma cónica, rosca dupla e comprimento nas propriedades mecânicas dos mini-implantes. *Angle Orthod, 79*(5), 908-914. doi:10.2319/071808-374.1

Kuroda, S., Sugawara, Y., Deguchi, T., Kyung, H. M., & Takano-Yamamoto, T. (2007). Uso clínico de implantes mini-implantes como ancoragem ortodôntica: taxas de sucesso e desconforto pós-operatório. *Am J Orthod Dentofacial Orthop, 131*(1), 9-15. doi:10.1016/j.ajodo.2005.02.032

Kuroda, S., Yamada, K., Deguchi, T., Hashimoto, T., Kyung, H. M., & Takano-Yamamoto, T. (2007). A proximidade da raiz é um fator importante para a falha do parafuso na ancoragem ortodôntica. *Am J Orthod Dentofacial Orthop, 131*(4 Suppl), S68-73. doi:10.1016/j.ajodo.2006.06.017

Lim, H. J., Eun, C. S., Cho, J. H., Lee, K. H., & Hwang, H. S. (2009). Fatores associados à estabilidade inicial de mini-implantes para tratamento ortodôntico. *Am J Orthod Dentofacial Orthop, 136*(2), 236-242. doi:10.1016/j.ajodo.2007.07.030

Lim, S. A., Cha, J. Y., & Hwang, C. J. (2008). Torque de inserção de mini-implantes ortodônticos de acordo com mudanças na forma, diâmetro e comprimento. *Angle Orthod, 78*(2), 234-240. doi:10.2319/121206-507.1

Lima, I., Marquezan, M., Souza, M. M. G., Sant'Anna, E. F., & Lopes, R. T. (2015). Influência do artefato de endurecimento do feixe na avaliação do contato da interface óssea por microtomografia de raios X 3D. In J. M. R. S. Tavares & R. N. Jorge (Eds.), Lecture Notes in Computational Vision and Biomechanics - Developments in Medical Image Processing and Computational Vision. (Vol. 19, pp. 193-206): Springer International Publishing Switzerland.

Liu, S., Broucek, J., Virdi, A. S., & Sumner, D. R. (2012). Limitações da utilização da tomografia microcomputada para prever o contacto osso-implante e a fixação mecânica. *J Microsc, 245*(1), 34-42. doi:10.1111/j.1365-2818.2011.03541.x

Marquezan, M., Lau, T. C., Mattos, C. T., Cunha, A. C., Nojima, L. I., Sant'Anna, E. F., . . . Araújo, M. T. (2012). Densidade mineral óssea. *Angle Orthod, 82*(1), 62-66. doi:10.2319/031811-192.1

Marquezan, M., Lima, I., Lopes, R. T., Sant'Anna, E. F., & de Souza, M. M. (2014). O osso trabecular está relacionado com a estabilidade primária de mini-implantes? *Angle Orthod.* doi:10.2319/052513-39.1

Marquezan, M., Souza, M. M., Araújo, M. T., Nojima, L. I., & Nojima, M. a. C. (2011). A estabilidade primária do mini-implante é influenciada pela densidade óssea? *Braz Oral Res, 25*(5), 427-432.

Matsunaga, S., Shirakura, Y., Ohashi, T., Nakahara, K., Tamatsu, Y., Takano, N., & Ide, Y. (2010). Papel biomecânico da arquitetura do osso esponjoso peri-implantar. *Int J Prosthodont, 23*(4), 333-338.

Melsen, B., Petersen, J. K., & Costa, A. (1998). Ligaduras de zigoma: uma forma alternativa de ancoragem maxilar. *J Clin Orthod, 32*(3), 154-158.

Migliorati, M., Benedicenti, S., Signori, A., Drago, S., Barberis, F., Tournier, H., &

Silvestrini-Biavati, A. (2012). Design de mini-implante e caraterísticas ósseas: um estudo experimental da estabilidade primária. *Am J Orthod Dentofacial Orthop, 142*(2), 228-234. doi:10.1016/j.ajodo.2012.03.029

Mischkowski, R. A., Kneuertz, P., Florvaag, B., Lazar, F., Koebke, J., & Zoller, J. E. (2008). Comparação biomecânica de quatro tipos diferentes de mini-implantes para ancoragem esquelética na área mandibulo-maxilar. *Int J Oral Maxillofac Surg, 37*(10), 948954. doi:10.1016/j.ijom.2008.07.017

Miyamoto, I., Tsuboi, Y., Wada, E., Suwa, H., & Iizuka, T. (2005). Influência da espessura do osso cortical e do comprimento do implante na estabilidade do implante no momento da cirurgia - estudo clínico, prospetivo, biomecânico e imagiológico. *Bone, 37*(6), 776-780. doi:10.1016/j.bone.2005.06.019

Miyawaki, S., Koyama, I., Inoue, M., Mishima, K., Sugahara, T., & Takano-Yamamoto, T. (2003). Factores associados à estabilidade dos parafusos de titânio colocados na região posterior para ancoragem ortodôntica. *Am J Orthod Dentofacial Orthop, 124*(4), 373-378. doi:10.1016/S0889540603005651

Motoyoshi, M., Yano, S., Tsuruoka, T., & Shimizu, N. (2005). Efeito biomecânico do pilar na estabilidade do mini-implante ortodôntico. Uma análise de elementos finitos. *Clin Oral Implants Res, 16*(4), 480-485. doi:10.1111/j.1600-0501.2005.01130.x

Motoyoshi, M., Matsuoka, M., & Shimizu, N. (2007). Aplicação de mini-implantes ortodônticos em adolescentes. *Int J Oral Maxillofac Surg, 36*(8), 695-699. doi:10.1016/j.ijom.2007.03.009

Motoyoshi, M., Yoshida, T., Ono, A., & Shimizu, N. (2007). Efeito da espessura do osso cortical e do torque de colocação do implante na estabilidade dos mini-implantes ortodônticos. *Int J Oral Maxillofac Implants, 22*(5), 779-784.

Motoyoshi, M., Inaba, M., Ueno, S., & Shimizu, N. (2009). Anisotropia mecânica de mini-implantes ortodônticos. *Int J Oral Maxillofac Surg, 38*(9), 972-977.

doi:10.1016/j.ijom.2009.05.009

Nakago, T., Mitani, S., Hijiya, H., Hattori, T., & Nakagawa, Y. (1994).

Determinação da alteração da mobilidade dentária durante o movimento dentário ortodôntico estudado por meio do Periotest e do MIMD (o dispositivo de medição de impedância mecânica para o tecido periodontal). *Am J Orthod Dentofacial Orthop, 105*(1), 92-96.

Nkenke, E., Hahn, M., Weinzierl, K., Radespiel-Troger, M., Neukam, F. W., & Engelke, K. (2003). Estabilidade do implante e histomorfometria: um estudo de correlação em cadáveres humanos utilizando implantes de cilindro escalonado. *Clin Oral Implants Res, 14*(5), 601609.

Okazaki, J., Komasa, Y., Sakai, D., Kamada, A., Ikeo, T., Toda, I., . . . Etoh, T. (2008). Um estudo de remoção de torque sobre a estabilidade primária de mini-implantes de parafusos ortodônticos de titânio no osso cortical de fémures de cães. *Int J Oral Maxillofac Surg, 37*(7), 647-650. doi:10.1016/j.ijom.2008.04.007

Olivé, J., & Aparicio, C. (1990). O método Periotest como medida da estabilidade de implantes orais osseointegrados. *Int J Oral Maxillofac Implants, 5*(4), 390-400.

Papadopoulos, M. A., & Tarawneh, F. (2007). O uso de implantes mini-implantes para ancoragem esquelética temporária em ortodontia: uma revisão abrangente. *Oral Surg Oral Med Oral Pathol Oral Radiol Endod, 103*(5), e6-15. doi:10.1016/j.tripleo.2006.11.022

Park, H. S., Jeong, S. H., & Kwon, O. W. (2006). Factores que afectam o sucesso clínico dos implantes de parafuso utilizados como ancoragem ortodôntica. *Am J Orthod Dentofacial Orthop, 130*(1), 18-25. doi:10.1016/j.ajodo.2004.11.032

Park, H. S., Lee, Y. J., Jeong, S. H., & Kwon, T. G. (2008). Densidade dos ossos alveolares e basais da maxila e da mandíbula. *Am J Orthod Dentofacial Orthop, 133*(1), 30-37. doi:10.1016/j.ajodo.2006.01.044

Rebaudi, A., Koller, B., Laib, A., & Trisi, P. (2004). Análise tomográfica microcomputada do osso peri-implantar. *Int J Periodontics Restorative Dent, 24*(4), 316325.

Rebaudi, A., Trisi, P., Cella, R., & Cecchini, G. (2010). Avaliação pré-operatória da qualidade e densidade óssea utilizando um novo sistema de classificação duro-normal-macio baseado em CT/microCT. *Int J Oral Maxillofac Implants, 25*(1), 75-85.

Roberts, W. E., Marshall, K. J., & Mozsary, P. G. (1990). Implante endósseo rígido utilizado como ancoragem para protrair molares e fechar um local de extração atrófico. *Angle Orthod, 60*(2), 135-152. doi:10.1043/0003-3219(1990)0602.0.CO;2

Rozé, J., Babu, S., Saffarzadeh, A., Gayet-Delacroix, M., Hoornaert, A., & Layrolle, P. (2009). Correlação entre a estabilidade do implante e a estrutura óssea. *Clin Oral Implants Res, 20*(10), 1140-1145. doi:10.1111/j.1600-0501.2009.01745.x

Schatzker, J., Sanderson, R., & Murnaghan, J. P. (1975). O poder de fixação dos parafusos ortopédicos in vivo. *Clin Orthop Relat Res* (108), 115-126.

Schicho, K., Kastner, J., Klingesberger, R., Seemann, R., Enislidis, G., Undt, G., Ewers, R. (2007). Análise da área de superfície de implantes dentários utilizando tomografia micro-computada. *Clin Oral Implants Res, 18*(4), 459-464. doi:10.1111/j.1600- 0501.2007.01338.x

Schnelle, M. A., Beck, F. M., Jaynes, R. M., & Huja, S. S. (2004). Uma avaliação radiográfica da disponibilidade de osso para colocação de mini-implantes. *Angle Orthod, 74*(6), 832-837. doi:10.1043/0003-3219(2004)0742.0.CO;2

Soltanian-Zadeh, H., Windham, J. P., & Soltanianzadeh, J. (1996). Correção de artefactos de TC: uma abordagem de processamento de imagem. *SPIE, 2710*, 477-485.

Son, S., Motoyoshi, M., Uchida, Y., & Shimizu, N. (2014). Estudo comparativo da estabilidade primária de mini-parafusos ortodônticos auto-perfurantes e auto-roscantes. Am J Orthod Dentofacial Orthop, 145(4), 480-485. doi:

10.1016/j.ajodo.2013.12.020

Song, Y. Y., Cha, J. Y., & Hwang, C. J. (2007). Caraterísticas mecânicas de vários mini-parafusos ortodônticos em relação à espessura do osso cortical artificial. *Angle Orthod, 77*(6), 979-985. doi:10.2319/090606-363.1

Squeff, L. R., Simonson, M. B. d. A., Elias, C. N., & Nojima, L. I. (2008). Caracterizaçao de mini-implantes utilizados na ancoragem ortodôntica *Revista Dental Press de Ortodontia e Ortopedia facial, 13*, 49-56.

Steigenga, J. T., al-Shammari, K. F., Nociti, F. H., Misch, C. E., & Wang, H. L. (2003). Desenho do implante dentário e a sua relação com o sucesso do implante a longo prazo. *Implant Dent, 12*(4), 306-317.

Suzuki, E. Y., & Suzuki, B. (2011). Valores de torque de colocação e remoção de implantes de mini-implantes ortodônticos. *Am J Orthod Dentofacial Orthop, 139*(5), 669-678. doi:10.1016/j.ajodo.2010.11.017

Swain, M. V., & Xue, J. (2009). Estado da arte das aplicações de Micro-CT na investigação dentária. *Int J Oral Sci, 1*(4), 177-188. doi:10.4248/IJOS09031

Trisi, P., Perfetti, G., Baldoni, E., Berardi, D., Colagiovanni, M., & Scogna, G. (2009). O micromovimento do implante está relacionado com o pico de torque de inserção e a densidade óssea. *Clin Oral Implants Res, 20*(5), 467-471. doi:10.1111/j.1600-0501.2008.01679.x

Uemura, M., Motoyoshi, M., Yano, S., Sakaguchi, M., Igarashi, Y., & Shimizu, N. (2012). Estabilidade ortodôntica de mini-implantes e o rácio do diâmetro do implante do orifício piloto. *Eur J Orthod, 34*(1), 52-56. doi:10.1093/ejo/cjq157

Umemori, M., Sugawara, J., Mitani, H., Nagasaka, H., & Kawamura, H. (1999). Sistema de ancoragem esquelética para correção de mordida aberta. *Am J Orthod Dentofacial Orthop, 115*(2), 166-174.

Van Oossterwyck, H., Duyck, J., Vander Sloten, J., Van der Perre, G., Jansen, J.,

Wevers, M., & Naert, I. (2000). Utilização da tomografia computorizada de microfoco como uma nova técnica para caraterizar o tecido ósseo em redor de implantes orais. *J Oral Implantol, 26*(1), 5-12. doi:10.1563/1548-1336(2000)0262.3.CO;2

Walter, A., Winsauer, H., Marcé-Nogué, J., Mojal, S., & Puigdollers, A. (2013). Caraterísticas de design, estabilidade primária e risco de fratura de miniimplantes ortodônticos: microscópio eletrônico de varredura piloto e estudos mecânicos. *Med Oral Patol Oral Cir Bucal, 18*(5), e804-810.

Wang, G., Frei, T., & Vannier, M. W. (2000). Algoritmo iterativo rápido para redução de artefactos metálicos em TC de raios X. *Acad Radiol, 7*(8), 607-614.

Wiechmann, D., Meyer, U., & Büchter, A. (2007). Taxa de sucesso de mini-implantes e microimplantes utilizados para ancoragem ortodôntica: um estudo clínico prospetivo. *Clin Oral Implants Res, 18*(2), 263-267. doi:10.1111/j.1600-0501.2006.01325.x

Wijaya, S. K., Oka, H., Saratani, K., Sumikawa, T., & Kawazoe, T. (2004). Desenvolvimento de um verificador de movimento de implantes para determinar a estabilidade dos implantes dentários. *Med Eng Phys, 26*(6), 513-522. doi:10.1016/j.medengphy.2004.02.007

Wilmes, B., & Drescher, D. (2011). Impacto da qualidade do osso, tipo de implante e preparação do local de implantação nos binários de inserção de mini-implantes utilizados para ancoragem ortodôntica. *Int J Oral Maxillofac Surg, 40*(7), 697-703. doi:10.1016/j.ijom.2010.08.008

Wilmes, B., Ottenstreuer, S., Su, Y. Y., & Drescher, D. (2008). Impacto do desenho do implante na estabilidade primária dos mini-implantes ortodônticos. *J Orofac Orthop, 69*(1), 4250. doi:10.1007/s00056-008-0727-4

Wilmes, B., Rademacher, C., Olthoff, G., & Drescher, D. (2006). Parâmetros que afetam a estabilidade primária dos mini-implantes ortodônticos. *J Orofac Orthop, 67*(3), 162174. doi:10.1007/s00056-006-0611-z

Yano, S., Motoyoshi, M., Uemura, M., Ono, A., & Shimizu, N. (2006). Mini-parafusos ortodônticos cónicos induzem a coesão osso-parafuso após carga imediata. *Eur J Orthod, 28*(6), 541-546. doi:10.1093/ejo/cjl044

Yoo, S. H., Park, Y. C., Hwang, C. J., Kim, J. Y., Choi, E. H., & Cha, J. Y. (2014). Uma comparação da estabilidade de mini-parafusos cónicos e cilíndricos. Eur J Orthod, 36(5), 557-562. doi: 10.1093/ejo/cjt092

Zou, W., Hunter, N., & Swain, M. V. (2011). Aplicação de μCT policromático para determinação da densidade mineral. *J Dent Res, 90*(1), 18-30. doi:10.1177/0022034510378429

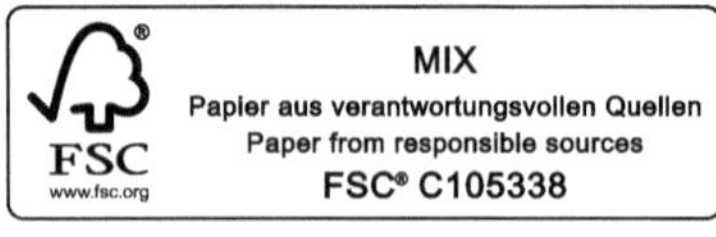

Printed by Books on Demand GmbH, Norderstedt / Germany